Sarwat Khan

Resultados da gravidez em mulheres diagnosticadas com polihidrâmnio idiopático

Sarwat Khan

Resultados da gravidez em mulheres diagnosticadas com polihidrâmnio idiopático

ScienciaScripts

Imprint

Any brand names and product names mentioned in this book are subject to trademark, brand or patent protection and are trademarks or registered trademarks of their respective holders. The use of brand names, product names, common names, trade names, product descriptions etc. even without a particular marking in this work is in no way to be construed to mean that such names may be regarded as unrestricted in respect of trademark and brand protection legislation and could thus be used by anyone.

Cover image: www.ingimage.com

This book is a translation from the original published under ISBN 978-3-659-93173-4.

Publisher:
Sciencia Scripts
is a trademark of
Dodo Books Indian Ocean Ltd. and OmniScriptum S.R.L publishing group

120 High Road, East Finchley, London, N2 9ED, United Kingdom
Str. Armeneasca 28/1, office 1, Chisinau MD-2012, Republic of Moldova, Europe
Printed at: see last page
ISBN: 978-620-7-92820-0

Resultados da gravidez em mulheres diagnosticadas com polihidrâmnios idiopáticos

Dr. Sarwat Khan

MBBS, MRCPI, DRCOG

MSC em Obstetrícia e Ginecologia

Dedicado aos meus pais

Agradecimentos:

Aproveito a oportunidade para agradecer aos meus professores do Hospital Maternidade da Universidade de Cork. Gostaria de agradecer particularmente à Dra. Jennifer Donnelly pelo seu constante encorajamento e supervisão ativa deste projeto.

Gostaria também de agradecer à Dra. Liz Tully pela sua ajuda e apoio. Uma palavra de agradecimento para Ruth Ritchie, parteira informática, Cathy Conway, do departamento de HIPE, e Anita O'Reilly, da Unidade de Avaliação Fetal, por me terem ajudado a recolher os dados.

Gostaria de agradecer especialmente a Colin Kirkham, o responsável pela investigação, por me ter ajudado na análise estatística.

Por último, mas não menos importante, estou muito grata ao meu querido marido, aos meus irmãos, irmãs e amigos pelo seu apoio emocional e paciência.

Resumo:

Introdução:

O polihidrâmnio está presente em aproximadamente 2% das gravidezes e tem sido associado a uma variedade de resultados adversos na gravidez.

Objectivos:

O objetivo do nosso estudo foi avaliar a associação entre o polidrâmnio e os resultados adversos da gravidez.

Métodos:

Este foi um estudo retrospetivo de controlo de casos de 288 gravidezes únicas entregues no Rotunda Hospital Dublin entre 2013 e 2014. O polihidrâmnio foi definido como i) AFI > 25cm, ii) bolsa vertical máxima (MVP) de > 8cm e iii) um limiar específico de idade gestacional para AFI. A informação demográfica e os resultados obstétricos e neonatais foram obtidos através da revisão das bases de dados hospitalares. Os critérios de exclusão incluíam diabetes gestacional ou pré-existente, gravidezes múltiplas, um feto com anomalias estruturais ou cromossómicas, isoimunização Rhesus, ecrã TORCH positivo. Os resultados foram comparados com os resultados de gravidezes únicas sem polihidrâmnios.

Resultados:

Ocorreram 8.798 partos durante o período do estudo. A frequência de polihidrâmnios foi de 1,6%. Cento e quarenta e quatro mulheres constituíram o grupo de estudo e 144 mulheres com líquido amniótico normal constituíram o grupo de controlo. Não houve diferença significativa nos partos prematuros, no baixo peso à nascença, na pontuação baixa de APGAR ao 1min e 5min e na mortalidade perinatal. No entanto, a taxa de partos por cesariana (43,1% vs 21,5%), os partos por sofrimento fetal (17,4% vs 6,9%) e o número de admissões na UCIN (17,4% vs 4,9%) aumentaram na coorte de polihidrâmnios em comparação com os controlos.

Conclusão:

Na nossa população, o polihidrâmnio idiopático foi associado a um aumento da incidência de cesariana.

Palavras chave:

Polidrâmnio, líquido amniótico, idiopático, resultado perinatal.

Capítulo 1

1.0. Introdução

1.1. Importância do estudo:

O polidrâmnio é definido como uma acumulação excessiva de líquido amniótico na gravidez e tem sido associado a um risco acrescido de morbilidade e mortalidade perinatais, incluindo parto pré-termo[3-5] , aneuploidia[6] , parto por cesariana 7, anomalias fetais[6,8] , rutura prematura das membranas (RPM), apresentação fetal anormal, prolapso do cordão umbilical e hemorragia pós-parto e mortalidade perinatal.[1] Quanto mais cedo ocorrer o polihidrâmnio na gravidez e quanto maior for a quantidade de líquido, maior é o risco de morbilidade e mortalidade perinatal.[2] . As causas comuns de polidrâmnio incluem diabetes gestacional, anomalias fetais com perturbação da deglutição do líquido amniótico pelo feto e infeção fetal. Os sintomas típicos do polihidrâmnio incluem falta de ar materna, inchaço da parede abdominal, da vulva e das pernas. Vários resultados perinatais adversos têm sido associados ao polidrâmnio.[1] Pretendemos determinar a frequência de polihidrâmnios idiopáticos na nossa população e avaliar se os resultados perinatais eram semelhantes aos relatados anteriormente.

1.2. Antecedentes

1.2.1. Incidência de polihidrâmnios

A incidência global de polihidrâmnios, independentemente da etiologia, varia em vários estudos entre 0,2 3,9%[9-11] . Cerca de 50 60% dos casos são idiopáticos, sem etiologia conhecida.[12,13]

A frequência de deteção do polihidrâmnio depende principalmente dos critérios utilizados para o seu diagnóstico, da população estudada (alto e baixo risco) e da frequência com que as ecografias são realizadas em qualquer unidade.[14]

1.2.2. Etiologia do polihidrâmnio:

A Tabela 1.1 apresenta a etiologia do polihidrâmnio.

Quadro 1.1. Etiologia do polihidrâmnio :

1. Idiopática (60%)

2. Anomalias fetais/síndromes genéticos (19%)

Gastrointestinal

Sistema nervoso

central Sistema

cardiovascular Sistema

geniturinário Outros

sistemas

3. Gravidez múltipla (7,5%)

4. Diabetes (5%)

5. Macrossomia (4%)

6. Isoimunização (1,7%)

Fonte: Adaptado de Ben-Cherit A et al [15]

Polidrâmnio inexplicado / idiopático:

O polihidrâmnio inexplicado ou idiopático é um diagnóstico de exclusão. [14]O polihidrâmnio é classificado como inexplicado ou idiopático se não for identificada uma etiologia materna, fetal ou placentária. É necessário efetuar uma pesquisa sistemática de causalidade para tentar determinar a causa subjacente.

O polihidrâmnio tem sido associado a taxas mais elevadas de cesariana primária, má apresentação e macrossomia. Além disso, tem sido associado a um aumento de duas a cinco vezes na morbilidade e mortalidade perinatais. [16]

1.2.3. Fisiopatologia do polihidrâmnio:

Numa gravidez normal de um único feto, o volume do líquido amniótico aumenta progressivamente até às 33 semanas de gestação. Entre as 33 e as 38 semanas, atinge o seu máximo e depois diminui entre as 38 e as 42 semanas. O volume médio do líquido amniótico varia entre 630 e 817 ml entre as 38 e as 42 semanas de gestação. A quantidade de líquido amniótico presente em qualquer altura é, na verdade, um equilíbrio entre a sua produção e a sua remoção. A Tabela 1.2 mostra os factores que afectam este equilíbrio.

Quadro 1.2 : Rotação do líquido amniótico

Produção de líquido amniótico	Remoção do líquido amniótico	Dinâmica de fluidos através da membrana
1. produção de urina fetal 2. secreção do trato respiratório 3. secreção oral	1. deglutição fetal	1. Transferência através da placenta, do cordão umbilical e da pele do feto 2. Transferência através das membranas fetais[17]

Mesmo uma redução relativamente pequena da deglutição fetal ou um aumento da produção diária de urina fetal pode resultar num aumento significativo do volume de líquido amniótico (VLA).[13, 18,19]

1.2.4. Características clínicas do polihidrâmnio

Sintomas:

Os casos ligeiros apresentam poucos ou nenhuns sintomas. Os casos graves provocam falta de ar, inchaço abdominal e diminuição da produção de urina.

Sinais :

1. Tamanho do útero superior ao normal para a fase da gravidez

2. Aumento do líquido amniótico medido por ultrassonografia (índice de líquido amniótico [AFI] 25 cm)

3. Dispneia (especialmente em posição supina)

4. Edema das extremidades inferiores e da vulva

5. Trabalho de parto prematuro

6. Dificuldade em palpar as partes do feto ou em ouvir os sons cardíacos do feto

1.2.5 Complicações do polihidrâmnio

Quadro 1.3: Complicações do polihidrâmnio

Complicações do polihidrâmnio
1. trabalho de parto prematuro ou nascimento prematuro
2. descolamento prematuro da placenta
3. rotura prematura das membranas
4. defeitos congénitos
5. nado-morto

6. malposição fetal
7. macrossomia fetal

8. prolapso do cordão umbilical
9. atonia uterina pós-parto

9. compromisso respiratório materno[20, 21]

1.2.6. Diagnóstico diferencial

1. Idade gestacional imprecisa

2. Gestação múltipla normal

3. Anomalias fetais

4. Ascite

5. Quisto do ovário materno[21]

1.2.7. Diagnóstico e critérios de diagnóstico do polihidrâmnio:

O polihidrâmnio é geralmente um problema do final do segundo ao início do terceiro trimestre. A primeira coisa que um médico pode notar é que o útero é maior do que o esperado para a idade gestacional, ou pode haver um aumento súbito do tamanho do útero. Historicamente, o polihidrâmnio era detectado clinicamente por palpação abdominal ou diagnosticado na altura do parto.[22] Atualmente, a ecografia é utilizada principalmente para o diagnóstico. Existem vários métodos diferentes para a avaliação ecográfica do volume do líquido amniótico.

Métodos de avaliação do líquido amniótico:

O diagnóstico de polidrâmnio baseia-se principalmente na visualização ecográfica do volume de líquido amniótico (VLA). Esta avaliação pode ser qualitativa ou quantitativa, mas deve ter uma componente subjectiva. Existem três critérios principais para o diagnóstico de polidrâmnio:

1. Bolsa única mais profunda >8 cm

2. Índice de líquido amniótico (ILA) >25 cm.

3. Limiar específico para a idade gestacional[23]

Medição única da bolsa mais profunda (DVP):

O útero é dividido em quatro quadrantes para este tipo de medição. O líquido amniótico é medido verticalmente na bolsa de líquido amniótico mais profunda. Valores inferiores a 2 cm são classificados como oligohidrâmnios, enquanto valores superiores a 8 cm são classificados como polihidrâmnios[24]. A principal vantagem deste método é o facto de ser fácil de executar, razão pela qual é o método mais utilizado na prática. A medição do DVP é também o método de eleição na gestação múltipla.[1] Utilizando este método, o polihidrâmnio é classificado como ligeiro, moderado ou grave. Hill e colegas dividiram as suas pacientes com polihidrâmnios em três grupos:

Mild----- DVP 8 a 11cm

----------------DVP moderado   12-15cm

DVP grave >16cm[25]

O método dos 4 quadrantes (AFI- Amniotic Fluid Index):

Neste método, o útero é dividido em quatro quartos utilizando duas linhas imaginárias. Uma linha imaginária ao longo da linha nigra divide verticalmente o útero em duas metades. Outra linha imaginária que passa pelo umbigo divide horizontalmente o útero em metade superior e metade inferior. O transdutor é colocado em ângulo reto em relação ao plano sagital do abdómen da doente e não deve ser inclinado. A bolsa medida deve ter pelo menos 0,5 cm de largura e deve estar livre de extermidades fetais e do cordão umbilical. Utilizando o Doppler de fluxo a cores, as ansas do cordão umbilical são mais facilmente detectadas. As quatro medições são somadas para obter o índice de líquido amniótico[1] . A quantidade de pressão exercida no transdutor é muito importante porque pode alterar as medições do IFA e da bolsa única mais profunda. Se a pressão exercida for mínima, pode sobrestimar o IFA em 13%, mas se for exercida uma pressão forte, pode subestimar o IFA em 21%.[26-29]

Revisão da literatura:

Uma gravidez complicada por polihidrâmnio pode apresentar dilemas diagnósticos e terapêuticos para os obstetras. Muitos clínicos têm encarado o polihidrâmnio como um fator prognóstico de risco acrescido de complicações na gravidez e têm recomendado uma avaliação exaustiva destas gravidezes, incluindo múltiplos exames ecográficos completos, repetição do rastreio da diabetes e amniocentese para cariotipagem fetal. Existe uma relação positiva significativa com a idade materna, a diabetes, as anomalias fetais e a macrossomia fetal.[33]

Definição de polihidrâmnio:

Foi efectuado um estudo por Dandolo et al para determinar os limites de referência normais do IFA para o segundo trimestre (14-24 semanas) [34]. Foi efectuado um estudo por Moore e Cayle[35] para investigar a distribuição das medições do IFA numa população com gravidezes normais. Usando o IFA de quatro quadrantes, Moore e Cayle relataram o IFA para diferentes idades gestacionais e concluíram que um valor para o IFA não pode ser usado durante toda a gravidez e deve ser referenciado à idade gestacional.

Outro estudo realizado por Maggan et al em 2000 foi o maior estudo prospetivo para encontrar os dados normativos para três técnicas principais (AFI específico para AG, bolsa vertical única e bolsa de dois diâmetros) utilizadas para determinar o volume de líquido amniótico. Verificaram que a bolsa vertical única parece ser o método mais adequado para o diagnóstico de oligo e polihidrâmnios, uma vez que é menos provável que conduza a diagnósticos falsos positivos.[36] . A Tabela 1.4 mostra as diferentes definições de polihidrâmnio utilizadas por diferentes estudos.

Tabela 1.4. Definição de polihidrâmnio isolado utilizada por diferentes estudos

Autor	População estudada	Métodos	Idade gestacional
Maggan et al (1992)	40	Bolso de dois diâmetros	Gravidez tardiai.e 28-37 semanas
El Maymon et al (1998)	60,702	AFI >25cm, SDP >8cm, avaliação subjectiva	Gestação de termo (37 semanas)
Biggio et al (1999)	36,796	AFI > 25cm, SDP > 8 cm, avaliação subjectiva	>20semanas
Smith et al (1992)	559	AFI > 24cm	GA indpen dant
Panting Kemp et al (1999)	453	AFI > 24cm	GA independente
Dashe JS (2002)	627	> 25 cm	GA independente
Pri-Paz (2012)	702	AFI> 25cm, SDP >8cm	GA independente

Abele H (2012)	272	SDP > 8cm	> 24 semanas
Chamberlain et al (1984)	7562	SDP > 8cm	GA independente
Moore et al(1990)	791	AFI (limiares específicos da AG)	16-40 semanas
Phelan et al(1987)	197	AFI> 20cm	11 -43 semanas
Qaboos et al(2013)	1,377	AFI> 25cm	> 28 semanas
Yaman C (1996)	5 6	> 8cm	Independente da AG
Maggan et al (2000)	1400	SDP, bolsa de dois diâmetros, AFI> 24cm	16-41semanas
Methew M et al(2008)	2648	AFI> 25 cm	Independente da AG

Bolsa profunda única= SDP, índice de líquido amniótico, idade gestacional=GA

Uma vez que a etiologia exacta do polihidrâmnio idiopático ainda é desconhecida, muitos estudos foram concebidos para conhecer a arquitetura molecular das membranas biológicas que estão envolvidas na regulação do líquido amniótico.

Num dos estudos recentes, foi referido que existe um aumento da expressão da aquaporina nas membranas fetais no polidrâmnio idiopático.[57]

Polihidrâmnio e feto SGA:

Erez O et al. efectuaram um estudo transversal de 93 184 gravidezes, comparando fetos pequenos para a idade gestacional com IFA normal (n=5515), fetos adequados para a idade gestacional (AIG) com polihidrâmnios (n=3714) e AIG com IFA normal (n=83 763). Os resultados deste estudo mostraram que a combinação de polidrâmnio e PIG foi um fator de risco independente para o aumento da mortalidade perinatal, morbilidade neonatal e mortalidade neonatal.[38]

Polihidrâmnio e macrossomia:

Sohaey et al compararam 99 gravidezes com polihidrâmnio idiopático (excluindo anomalias congénitas e diabetes) com 99 gravidezes com AFI normal. Verificaram que o polihidrâmnio idiopático estava associado a um risco significativamente maior de macrossomia (37% vs 14%).[39]

Polidrâmnio e resultados da gravidez numa grande população asiática:

Kuang-Chao et al realizaram um estudo alargado numa população asiática a partir das 20 semanas de gestação, mas apenas foram excluídas as gravidezes com anomalias congénitas. Foram comparadas 297 gravidezes com polihidrâmnios com 44 478 gravidezes normais com AFI. Os resultados do estudo indicaram uma relação entre polidrâmnio e parto pré-termo (<37 semanas), baixo peso à nascença, APGAR < 7 a 1 e 5 minutos, morte fetal, grande para a idade gestacional, mecónio, parto por cesariana, intolerância fetal ao trabalho de parto, admissão nos cuidados neonatais e morte neonatal.[40]

Polidrâmnio e resultados adversos da gravidez:

Estudo realizado por Aviram et al entre 2007 e 2012 para avaliar o efeito do polihidrâmnio idiopático na admissão para o parto ou a partir das 34 semanas. De um total de 31 376 mulheres incluídas no estudo, 215 mulheres tinham polihidrâmnio isolado (corrigido para diabetes, anomalias cromossómicas e estruturais) e 31 161 tinham AFI normal. Os resultados deste estudo indicaram que o polidrâmnio isolado estava associado a um risco acrescido de indução do parto (OR=1,7, 95% CI 1,01-2,8), parto por cesariana (OR=2,6, 95% CI 1,7-4,0), primeira fase prolongada do parto (OR=3.6, IC 95% 1,97-6,7), traçados de FCF anormais ou intermediários (OR=2,6, IC 95% 1,6-4,5), descolamento prematuro da placenta (OR=8,4, IC 95% 2,00-35,4), distócia de ombro (OR=3,4, IC 95% 1,2-9,7) e síndrome do desconforto respiratório (OR 38,9, IC 95% 4,6-332,6).[41]

Qaboos et al incluíram mulheres a partir das 28 semanas de gestação, mas não excluíram as mulheres com diabetes e as portadoras de fetos com anomalias estruturais.[33]

Pri-Paz et al realizaram um estudo num único centro em 524 partos únicos entre

2003 e 2008 para avaliar a associação entre a gravidade do polidrâmnio e resultados adversos específicos. Os resultados do estudo revelaram um aumento estatisticamente significativo da frequência dos resultados adversos da gravidez com o aumento do IFA. [42]

Chamberlain et al, em 1984, avaliaram 7562 pacientes obstétricas de alto risco. Foram incluídas mulheres com anomalias fetais estruturais, mas não pacientes com diabetes. Verificaram que a taxa de mortalidade perinatal era mais elevada em doentes com polihidrâmnios do que naquelas sem polihidrâmnios.[43] Poucos estudos anteriores comparam diretamente o polihidrâmnio idiopático com gravidezes com AFI normal. Além disso, muitos estudos que analisaram os resultados incluíram factores como a diabetes, as anomalias fetais congénitas e as gravidezes múltiplas, que alteram os dados relativos aos resultados. Além disso, alguns estudos foram realizados apenas no meio do trimestre ou no final da gravidez. O objetivo do nosso estudo foi comparar o resultado do polidrâmnio idiopático com o de gravidezes AFI normais, após a exclusão de todos os critérios de exclusão (diabetes, gravidezes múltiplas, anomalias estruturais fetais, isoimunização com Rh, gravidezes positivas no rastreio TORCH).

Objectivos:

O objetivo deste estudo é investigar os resultados perinatais do polihidrâmnio idiopático em comparação com os de pacientes com liquor normal e avaliar se está associado a eventos adversos.

Capítulo 2

Hipótese:

O polihidrâmnio está associado a resultados perinatais adversos.

Hipótese nula:

O polihidrâmnio não está associado a resultados perinatais adversos.

Material e métodos:

Desenho do estudo:

Estudo retrospetivo de caso-controlo.

Definição:

Rotunda Hospital, Dublin

Assuntos:

Mulheres grávidas que frequentam o Hospital Rotunda para cuidados pré-natais entre 1st setembro de 2013 e 31st agosto de 2014.

Critérios de inclusão:

Os critérios de inclusão e exclusão do estudo são apresentados na Tabela 1.

Tabela 2.1: Critérios de inclusão e exclusão.

CRITÉRIOS DE INCLUSÃO	CRITÉRIOS DE EXCLUSÃO
Gravidez de solteiro	Gestação múltipla
Gestação (20-42 semanas)	
Feto sem anomalias cromossómicas	Feto com anomalias cromossómicas identificadas por ecografia
Não diabético	Diabetes pré-existente ou gestacional
TORCH ecrã negativo	TORCH ecrã positivo
Feto sem anomalias estruturais identificadas na ecografia	Feto com anomalias estruturais identificadas na ecografia
Sem isoimunização Rh	Isoimunização Rh
	Oligohidrâmnio
	Dados sobre os resultados não disponíveis

Protocolo:

Calendário do estudo:

Foi efectuado um estudo de coorte retrospetivo entre 01/09/2013-31/08/2014 em mulheres grávidas que estavam sob vigilância de rotina no Rotunda hospital Dublin.

Definição de polihidrâmnio:

O polihidrâmnio foi definido como uma das seguintes situações

1) Bolsa vertical mais profunda (DVP) >/= 8 cm. O DVP é efectuado através da avaliação de uma bolsa de profundidade máxima de líquido amniótico que não tem cordão umbilical nem partes fetais.

2) Índice de líquido amniótico (IFA)>/= 25 cm. Para obter esta medição, é utilizada a técnica dos quatro quadrantes. O comprimento vertical mais profundo e desobstruído do líquido é medido em cada quadrante e depois somado para medir o IFA.

3) Limites específicos para a idade gestacional, conforme descrito por Magann et al. e Moore et al.[35] Este é um dos critérios diagnósticos para polidrâmnio utilizado no protocolo da Unidade de Avaliação Fetal (FAU) do Rotunda Hospital. A Figura 2.1 mostra os limites normais do IFA com base na

idade gestacional.

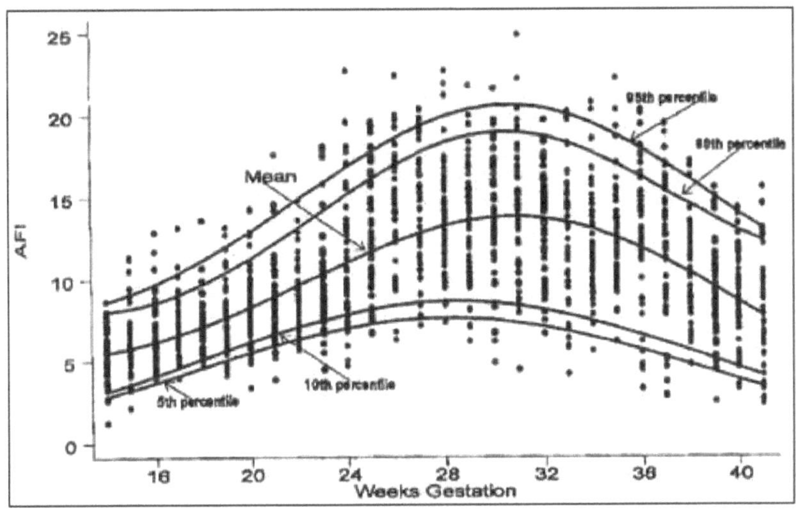

Figura 2.1: Limiares específicos da idade gestacional para AFI - de Magann et al[36]

A linha central mostra os valores normais de AFI para as idades gestacionais correspondentes, a linha superior representa os valores de limiar para o diagnóstico de polihidrâmnio e a linha inferior representa o limiar para o diagnóstico de oligohidrâmnio.

Seleção dos doentes:

No total, foram realizados 8.798 partos nesse período. A lista de pacientes com diagnóstico de polidrâmnio neste período foi obtida através do sistema PAS. No total, 279 pacientes foram diagnosticadas com polidrâmnio.

As pacientes com diabetes mellitus pré-gestacional e gestacional (DMG) foram identificadas através da enfermeira especialista em diabetes e do nutricionista. No total, havia 94 pacientes diabéticos. Entre estas, 20 mulheres tinham diabetes pré-gestacional, quer DM tipo 1 quer tipo 2, e outras 74 doentes tinham DMG. Para identificar o polihidrâmnio idiopático, foram excluídos os casos com anomalias fetais estruturais detectadas durante o exame de anomalias das 20 semanas, evidência positiva de infeção in utero (TORCH), isoimunização Rh e gestações múltiplas. Não se registaram casos de isoimunização Rh. O rastreio TORCH não é efectuado por rotina no hospital. Apenas uma doente fez o rastreio TORCH. Tinha um IFA de 28,3 cm às 30 semanas, o seu GTT era normal e a ecografia era normal. Os relatórios detalhados das ecografias de todas as pacientes foram revistos utilizando o Viewpoint, um sistema eletrónico de relatórios de ecografias. Foram identificados 18 casos com anomalias estruturais fetais na ecografia. Estas anomalias estruturais foram confirmadas após o parto, utilizando os dados do departamento HIPE. Dos 18, 5 casos com anomalias na ecografia tiveram um diagnóstico de anomalia cromossómica. Outras 13 pacientes foram excluídas devido à gestação gemelar. Perdeu-se o seguimento de 11 casos porque foram encaminhados de outros hospitais para a ecografia e, por isso, não tiveram parto no Hospital Rotunda. Finalmente, 144 pacientes com polihidrâmnio idiopático foram seleccionadas para o estudo.

Grupo de controlo:

Para selecionar o grupo de controlo, foram identificados os doentes que deram à luz durante o período de estudo. As pacientes diabéticas foram identificadas com base nos dados do HIPE. As mulheres com diabetes mellitus pré-gestacional e gestacional foram identificadas e excluídas. Todas as gestações múltiplas foram excluídas. Como

grupo de controlo, foi selecionada uma doente sem qualquer outro critério de exclusão,

com IFA normal e que deu à luz após um caso de polidrâmnio. Finalmente, foram

identificados 144 controlos

Recrutamento para o estudo:

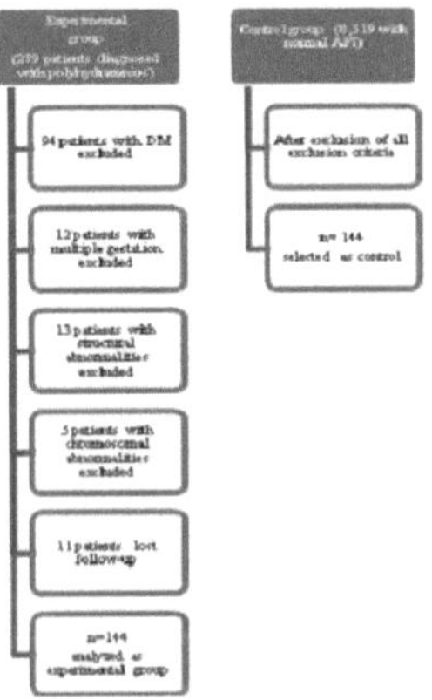

Figura 2.2 Diagrama de fluxo da seleção de doentes

Características demográficas do grupo:

A informação relativa à idade materna e à idade gestacional no momento do

parto foi obtida a partir dos registos electrónicos das pacientes. Os dados relativos à

paridade, idade gestacional no início do polidrâmnio, AFI, DVP foram recolhidos

através da visualização dos relatórios pormenorizados da ecografia no sistema

Viewpoint.

Medidas de resultado:

As seguintes medidas de resultados foram identificadas utilizando o sistema PAS e o Viewpoint: Parto pré-termo <37 semanas, baixo peso ao nascer (<2500g), muito baixo peso ao nascer (<1500 g), macrossomia (>4000g), pontuação de APGAR em 1 e 5 minutos, pequeno para a idade gestacional, grande para a idade gestacional, modo de parto, número de sofrimento fetal, casos de natimortos, admissão na UTIN após o parto, morte neonatal nos primeiros 7 dias.

O PIG (pequeno para a idade gestacional) foi definido como os recém-nascidos que pesavam menos do que o percentil 10 para a idade gestacional.

O LGA (Large for gestational age) foi definido como os recém-nascidos que pesavam mais do que o percentil 90 para a idade gestacional.

Métodos estatísticos:

Todos os dados foram recolhidos numa folha de cálculo do Microsoft Excel. A análise estatística foi efectuada com recurso ao Statistical Package for the Social Sciences (SPSS), versão 22. As diferenças nas variáveis categóricas foram testadas com o teste do Qui-quadrado de Pearson e as diferenças entre as variáveis contínuas entre os grupos foram testadas com o teste U de Mann-Whitney. A seleção destes testes dependeu da distribuição das variáveis, conforme apropriado. O teste U de Mann-Whitney foi aplicado a variáveis não paramétricas. Foram utilizadas médias ± desvios-padrão, medianas ± intervalos interquartis, conforme apropriado, para descrever os resultados. P<0,05 foi considerado significativo.

Aprovação ética:

A aprovação ética deste estudo foi obtida junto do Comité de Ética do Rotunda Hospital, Dublin 1, Irlanda.

Financiamento do estudo:

Não foi obtido qualquer financiamento para este estudo.

Capítulo 3

Resultados:

Durante o período de um ano do estudo, 8.798 mulheres deram à luz no Rotunda Hospital Dublin. Das 279 mulheres diagnosticadas com polihidrâmnio, 144 preencheram os critérios de inclusão no nosso estudo. Como grupo de controlo, foram seleccionadas 144 mulheres com IFA normal. Isto dá uma incidência global de polihidrâmnios idiopáticos na nossa população hospitalar de 1,6% (144/8798). A mediana da idade materna foi de 32,0 anos para o grupo de polihidrâmnios idiopáticos e de 33,0 (IQR 7) anos para as pacientes com IFA normal. A mediana da idade gestacional no parto foi de 39,0 (IQR 2) e 40,00 (IQR 1) semanas para o grupo de polihidrâmnios idiopáticos e para o grupo de controlo, respetivamente. Ambas as diferenças não foram estatisticamente significativas. A diferença na paridade foi estatisticamente significativa (p= 0,068). Havia 47 (32,6%) mulheres primíparas e 97 (67,4%) multíparas no grupo experimental e 62 (43,1%) primíparas e 82 (56,9%) multíparas no grupo de controlo. Assim, as mulheres multíparas tinham mais probabilidades de serem diagnosticadas com polihidrâmnios, como se mostra na Tabela 3.1 abaixo.

Tabela 3.1: Características demográficas dos grupos

Características maternas	Polidrâmnio idiopático	Normal AFI	valor de p
Idade materna (anos), mediana (IQR)	32.0 (8)	33.0 (7)	0.463
Paridade, n (%) Primíparas Multíparas	47(32.6%) 97(67.4%)	62(43.1%) 82(56.9%)	0.068
Idade gestacional no parto (semanas), mediana (IQR)	39.0 (2)	40.0 (1)	0.170
Idade gestacional no início do polidrâmnio, mediana	38.0 (2)	NA	NA
AFI (cm), mediana	23.3	NA	NA
DVP (cm), mediana	8.35	NA	NA

Pearson x^2 =3,3213 para a paridade

NA= não aplicável

Quadro 3.2: Associação do polihidrâmnio com o resultado perinatal

Resultado da gravidez	Polihidrâmnio idiopático n (%)	Normal AFI n (%)	Valor P
Parto prematuro (<37 semanas)	17 (11.8%)	11(7.6%)	0.233
<1500g	3 (2.1%)	2 (1.4%)	0.440
1500-2500g	9(6.3%)	5(3.5%)	
2500-4000g	107(74.3%)	118(81.9%)	
> 4000g	25(17.4%)	19(13.2%)	
1' APGAR <7	10	7	0.453
5' APGAR <7	3	4	0.702
Feto GIG	23		
Feto SGA	0		
SVD	67(46.5%)	87(60.4%)	0.001
Entrega de instrumentos	15(10.4%)	26(18.1%)	
Urgência c/secção	32(22.24%)	15(10.4%)	
Eletiva c/secção	30(20.8%)	16(11.1%)	
Total C/secção	62(43.1%)	31(21.5%)	0.000

Sofrimento fetal	25(17.4%)	10(6.9%)	0.007
Admissão na UCI neonatal	25(17.4%)	7(4.9%)	0.001
Nados-vivos	142(98.6%)	144(100%)	0.156
Nados-mortos	2(1.4%)	0(0.0%)	
Mortes neonatais	0(0.0%)	0(0.0%)	

Pearson $x = 1,424,3$ df=1, para parto pré-termo, Pearson $x = 15,9583$, df=3, para modo de parto, Pearson $x^2 = 15.262^3$, df=1 para SC, Pearson $x^2 = 11.391^3$, df= 1 para admissão na UCIN, Pearson $x^2 = 7.318^3$,df= 1 para sofrimento fetal, Pearson $x^2 = 2.699^3$, df = 3 para peso.

Os resultados perinatais são demonstrados na tabela 3.2. As diferenças entre parto pré-termo (11,8% vs. 7,6%; p=0,233) não foram estatisticamente significativas. A idade gestacional para o parto pré-termo varia de 25 a 36 semanas. Houve diferença na quantidade de polihidrâmnio com AFI variando de 22,7cm com 25 semanas a 28cm com 36 semanas de gestação. O peso à nascença foi dividido em quatro intervalos diferentes. As diferenças entre os pesos ao nascer também não foram significativas (p=0,440). Houve (2,1% vs. 1,4%) casos no grupo experimental versus grupo de controlo no intervalo de peso à nascença <1500g. No intervalo de peso à nascença (1500-2500g) houve (6,3% vs3,5%) casos, no intervalo 2500-4000g (74,3%vs 81,9%), e peso à nascença >4000g (17,4%vs13,2%) no grupo experimental versus grupo de controlo. Houve 142 (98,6%) nados-vivos no grupo experimental e 144 (100%) nados-vivos no grupo de controlo. Assim, o resultado global do nascimento (p= 0,156) não foi estatisticamente significativo. Não se registaram mortes neonatais em nenhum dos grupos. Houve dois nados-mortos no grupo de polihidrâmnios e não houve nados-mortos no grupo de controlo. Uma mulher foi diagnosticada às 35 semanas (DVP=8,6cm, AFI= 27,1cm) e deu à luz às 39 semanas com um peso de nascimento de 2690g. O diagnóstico de natimorto foi feito antes do nascimento e a mulher foi induzida. Outra mulher foi diagnosticada às 36+2 semanas (DVP=8,2cm, AFI=25,1cm) e nasceu às 36+5 semanas com um peso de 2540g. Também lhe foi diagnosticado um nado-morto antes do nascimento e foi induzido o parto e teve um parto vaginal normal. As mulheres com IFA normal tiveram uma taxa elevada de parto normal (60,4% vs. 46,5%) e de parto instrumental 26 (18,1% vs. 10,4%), enquanto as doentes do grupo experimental tiveram maioritariamente parto por cesariana (43,1% vs. 21,5%, p=0,000). Verificou-se uma maior incidência de sofrimento fetal (17,4% vs. 6,9%; p=0,007) e de internamentos na UCIN (17,4% vs. 6,4%; p=0,001) no grupo de polihidrâmnios, em comparação com o grupo de controlo, como se mostra na Tabela 3.2.

Capítulo 4

Discussão:

O polihidrâmnio é uma doença comum que afecta a gravidez. Várias condições maternas e fetais resultam em polihidrâmnios, mas na maioria das causas a causa exacta é desconhecida.[44] Por conseguinte, atualmente, foram realizados muitos estudos para tentar determinar o mecanismo exato de regulação do líquido amniótico e as interacções moleculares envolvidas na regulação do líquido amniótico.

No nosso estudo, a idade materna não teve influência significativa na incidência de polihidrâmnios. No nosso estudo, a maioria das mulheres era jovem; a idade gestacional média foi de 32 anos, enquanto outros estudos mostram que é mais comum em mulheres mais velhas.[33, 46]. A análise dos dados demográficos demonstrou uma associação significativa entre paridade e polidrâmnio idiopático. Observou-se que o polihidrâmnio idiopático era mais comum em mulheres multíparas. Biggio et al encontraram uma relação semelhante entre a multiparidade e o polidrâmnio.[46] No entanto, o estudo de Mariam concluiu que não havia uma associação consistente entre paridade e polidrâmnio.[47]

Existem relatos contraditórios no que respeita à associação do polihidrâmnio com o parto pré-termo. No nosso estudo, não encontrámos uma associação entre o polidrâmnio e o parto pré-termo. Foram encontrados resultados semelhantes em alguns outros estudos[11] , enquanto outros estudos não concordaram com esta conclusão[5,48]

Pensa-se também que a sobredistensão uterina devida ao polihidrâmnio ativa o sistema sensível à pressão uterina que pode iniciar a contratilidade uterina e o trabalho de parto.[49,50] Este facto pode explicar a taxa mais elevada de partos prematuros associados a gestações múltiplas[51,52] . Many et al realizaram um estudo para demonstrar que a causa subjacente do polidrâmnio determinava a extensão da prematuridade. O parto prematuro foi mais elevado em doentes com diabetes mellitus insulino-dependente (27,7%) e em doentes com anomalias fetais congénitas (36%) do que em mulheres com polidrâmnio idiopático (14,1%) 5[3] .

Neste estudo, verificámos que o polihidrâmnio idiopático teve influência no tipo de parto. Houve um aumento na taxa de cesariana (SC), que foi de 43,1% em comparação com 21,5% para mulheres com IFA normal, semelhante a outros estudos.[11, 41, 54] A taxa global de cesariana varia entre 22-35% na literatura.

Alguns autores relataram pontuações baixas de APGAR em 1 min[40] e 5min[40,42,55] , enquanto outros não encontraram diferenças significativas entre as pontuações de APGAR dentro dos grupos[11,56] No nosso estudo não encontrámos qualquer relação entre o polihidrâmnio e o APGAR baixo.

No nosso estudo, verificou-se uma correlação significativa entre a idade gestacional elevada e o polidrâmnio. Este achado foi consistente com outros estudos[40, 54] .

Não encontrámos nenhum feto pequeno para a idade gestacional no nosso estudo. O polidrâmnio raramente está associado à insuficiência fetoplacentária, sendo mais provável que esteja associado ao oligoidrâmnio.[59]

Em relação ao sofrimento fetal, o polihidrâmnio foi considerado um fator de risco independente para o sofrimento fetal. A taxa de sofrimento fetal foi de 17,1% no grupo experimental, em comparação com 6,9% no grupo de controlo.[40, 55,58]

Também observámos um aumento do número de admissões na UCIN no grupo dos polihidrâmnios. A maioria dos estudos realizados anteriormente teve uma observação semelhante.[11, 40, 58]

A maioria das mulheres do nosso estudo teve bebés nascidos vivos. Houve dois casos de nados-mortos no grupo dos polihidrâmnios. Não se registaram mortes neonatais em nenhum dos grupos. Embora este facto não seja significativo, os números reduzidos limitam o valor da comparação, tendo sido identificada uma taxa de mortalidade perinatal mais elevada noutros estudos[42,55,58] , com muito poucos a não mostrarem um aumento da taxa.[11]

Limitações do estudo:

Não foi possível excluir as pacientes com anomalias placentárias porque não dispúnhamos de dados completos sobre a placenta de todas. Também perdemos o seguimento de algumas mulheres porque foram encaminhadas para o nosso hospital apenas para ecografia e tiveram o parto nos outros centros.

Conclusão:

Em conclusão, o polihidrâmnio idiopático está associado a resultados adversos específicos, tais como uma maior taxa de cesarianas, sofrimento fetal e internamentos na UCIN. Por conseguinte, é necessário efetuar uma vigilância apertada destas gravidezes, especialmente nas fases mais próximas do termo.

Potencial de trabalho futuro:

Em alguns estudos, verificou-se que o polihidrâmnio está associado a um aumento da expressão das aquaporinas 1, 8 e 9 na membrana fetal e na placenta. As aquaporinas são os canais de água que regulam o fluxo de água através das membranas celulares. A aquaporina 1 pode representar uma resposta compensatória ao ployhydramnios. São necessários mais estudos para conhecer o efeito da redução desta proteína no polihidrâmnio.

Referências:

1 .HamzaA, Herr D,Solomayer EF.Polyhydramnios .Causes,diagnosis and therapy. Geburtshilfe and Frauenheikunde.2013Dec;73(12):1241-1246.

2. Wier PE, Raten G, Beisher N: Acute polyhydramnios: a complication of monozygous twin pregnancy.BJOG 86:849,1979.

3. Moise KJ Jr. Polidrâmnio . Clin Obstet Gynecol 1997;40:266-279.

4. Magann EF, Doherty DA, Chauhan SP, Busch FWJ, Mecacci JC. Como é que o índice de líquido amniótico e os índices de bolsa única mais profunda (abaixo dos percentis 3 e 5 e acima dos percentis 95 e 97) prevêem oligohidrâmnios e hidrâmnios? Am J Obstet Gynecol 2004;190:164-169.

5. ManyA, Hill LM, Lazebrik N, Martin JG. The association between polyhydramnios and preterm delivery. Obstet Gynecol 1995;86:389-391.

6. Barnhart Y, Bar Hava I, Divon MY. O polihidrâmnio num feto ultrassonograficamente normal é uma indicação para avaliação genética? Am J Obstet Gynecol 1995;173:1523-1527.

7. Ott WJ. Reavaliação da relação entre o volume do líquido amniótico e o resultado perinatal. Am J Obstet Gynecol 2005; 192:1803-1809.

8. Harding R, Booking AD, Sigger JN, Wickham PJ. Composition and volume of fluid swallowed by fetal sheep. QJ Exp Physiol 1984;69:487.

9. Magann EF, Chauhan SP, Doherty DA, Lutgendorf MA, Magann MI, Morrison JC. A review of idiopathic hydramnios and pregnancy outcomes. Obstet Gynecol Surv 2007;62:795-802.

10. Dashe JS, McIntire DD, Ramus RM, Santos-Ramos R,Twickler DM. Hydramnios : prevalência de anomalias e deteção ecográfica. Obstet Gynecol 2002;100:134-9.

11. Panting-Kemp A, Nguyen T, Chang E, Quillen E, Castro L. Idiopathic polyhydramnios and perinatal outcome. Am J Obstet Gynecol 1999;181:1079-82.

12. Henry K, Mohamed R .Polyhydramnios. http:// radiopedia. org/articles/polyhydramnios.

13. Harding R, Bocking AD, Sigger JN, Wickham PJ. Composição e volume do líquido engolido por ovelhas fetais.QJ Exp Physiol 1984;69:487.

14. Pallavi K, Shalini P. Polyhydramnios in singleton pregnancies: perinatal outcomes and management. O obstetra e ginecologista 2014;16:207-13.

15. Ben-Cherit A, Hochner-Celnikier D, Ron M, et al. Hidrâmnio no terceiro trimestre de gravidez: uma mudança nas anomalias fetais acompanhantes como resultado do diagnóstico ultrassonográfico precoce. Am J Obstet Gynecol.

1990;162:1344-1345.

16. Touboul C, Boileau P, Picone O, Foix-L Helias L, Fryman R, Senat MV. Outcome of children born out of pregnancies complicated by unexplained polyhydramnios. Br J Obstet Gynaecol 2007;114:489-92.

17. John TQ, Catherine Y S, Charles JL. A gestão de Queenan da gravidez de alto risco. Uma abordagem baseada em evidências.

18. Pritchard JA. Deglutição em fetos normais e anencefálicos. Obstet Gynecol 1965;25:289.

19. Pritchard JA. Fetal swallowing and amniotic fluid volume (Deglutição fetal e volume de líquido amniótico). Obstet Gynecol 1966;28:606

20. Polidrâmnio - pregmed. http://www.premed.org/polyhydramnios.html.

21. Roger P, Smith MD. Netter's Obstetrics and Gynaecology. Segunda edição.

22. Schrimmer DB, Moore TR. Avaliação ultra-sonográfica do volume do líquido amniótico. Clin Obstet Gynecol 2002;45:1026-1038.

23. Ron B, Michael GR. Polyhydramnios.Uptodate. 31 de março de 2015. www.uptodate.com.

24. Manning FA, Harmon CR, Morrison I. Avaliação fetal baseada no escore biofísico fetal 4. Uma análise da morbidade e mortalidade perinatal. Am J Obstet

Gynecol. 1990;162:703-709. [PubMed].

25.   Hill LM, Breckle R, Thomas ML, et al: Polidrâmnio: prevalência detectada por ultra-sons e resultados neonatais. Obstet Gynecol 1987;69:21.

26. Flack NJ, Dore C, Southwell D. et al. The influence of operator transducer pressure on ultrasonographic measurement of amniotic fluid volume. Am J Obstet Gynecol. 1994;171:218-222. [PubMed].

27. Gramellini D, Delle Chiaie L, Piantelli G. et al. Avaliação ultra-sonográfica do volume do líquido amniótico entre 11 e 24 semanas de gestação: construção de intervalos de referência relacionados à idade gestacional. Ultrasound Obstet Gynecol 2001;17:410-415. [PubMed]

28. Magann E F, Chauhan S P, Barilleaux P S. et al. Índice de líquido amniótico e bolsa única mais profunda: indicadores fracos de volumes amnióticos anormais. Obstet Gynecol.

2000;96:737-740.[PubMed].

29. Magann E F, Nolan TE, Hess LW.et al. Medidas do volume do líquido amniótico: precisão das técnicas de ultrassonografia. Am J Obstet Gynecol 1992;167:1533- 1537.[PubMed]

30. Brace RA. Progress towards understanding the regulation of amniotic fluid volume: water and solute fluxes in and through the fetal membranes. Placenta

1995;16:1.

31. Magann E F, Chauhan S P, Barilleaux P S. et al. Índice de líquido amniótico e bolsa única mais profunda: indicadores fracos de volumes amnióticos anormais. Obstet Gynecol.

2000;96:737-740.[PubMed].

32. Barnhard Y, Bar-Hava I, Divon MY. O polihidrâmnio num feto ultrassonograficamente normal é uma indicação para avaliação genética? Am J Obstet Gynecol 1995;173:1523.

33. Kaukab T, Ilham MH. Polyhydramnios como um preditor de resultado adverso da gravidez. Sultan Qaboos Univ Med J 2013 Feb 27;13(1):57-62.

34. Dandolo G,Stefania F, Carla V. Avaliação ultra-sonográfica do volume do líquido amniótico: métodos e precisão clínica.Ata bio-medica:Atenei Parmensis 2004;75 (1):40-4.

35. Moore TR, Cayle JE: O índice de líquido amniótico na gravidez humana normal. Am J Obstet Gynecol .1990;162:1168-1173[PubMed].

36. Magann ,Everett F, Mauren S, James N. The amniotic fluid index, single deepest pocket,and two-diameter pocket in normal human pregnancy.American Journal of Obstetrics and Gynecology 2000;182(6):1581-1588.

37. Zhu X, Jiang S, Hu Y, Zheng X, Zou S, Wang Y, Zhu X. A expressão da aquaporina 8 e da aquaporina 9 nas membranas fetais e na placenta em gravidezes de termo complicadas por polihidrâmnios idiopáticos.

2010;86(10):657-663.

38. Erez O, Shoham-Vardi I, Sheiner E. Hydramnios and small for gestational age are independent risk factors for neonatal mortality and maternal morbidity. Arch Gynecol Obstet 2005;271:296.

39. Sohaey R, Nybarg DA, Sickler GK, WilliamsMA. Polidrâmnio idiopático: associação com macrossomia fetal.Radiology.1994;192:2.

40. Chen K,Liou J, Hung T, KuoD, Hsu J, Hsieh CC et al. Resultados perinatais de polihidrâmnios sem anomalias fetais congénitas associadas após a idade gestacional de 20 semanas. Chang Gung Med J 2005;28:222-8.

41. Aviram A,MD, Liat salzar, MD, Liran Hiersch, MD. Associação de polidrâmnio isolado na ou além de 34 semanas de gestação e resultado da gravidez. Colégio Americano de Obstetras e Ginecologistas 2015;125:4.

42. Pri-paz S, Khalek N, Fuchs K M. Índice máximo de líquido amniótico como fator de prognóstico em gravidezes complicadas por polihidrâmnios. Ultrassom Obstétrico Ginecológico 2012;39:648-653.

43. Chamberlain PF, Manning FA, Morrison FA, Harman CR, Lange IR. Avaliação

ultra-sonográfica do volume do líquido amniótico, II. A relação entre o aumento do volume do líquido amniótico e o resultado perinatal. Am J Obstet Gynecol 1984;150:250-4.

44. Magann EF, Chauhan S P, Doherty DA. A review of idiopathic polyhydramnios and pregnancy outcomes. Obstet Gynecol Surv.2007;62(12):795-802.

45. Geum JC, Hye-Ri H, Suhng WK. A diminuição do nível de Orexina-A umbilical está associada a polihidrâmnios idiopáticos. Ata Obstetricia et Gynecologica Scandinavica 2015;94(3): 295-300.

46. Biggio JR , Wenstrom KD, Dubard MB, Cliver SP. Hydramnios prediction of adverse perinatal outcome.Obstet Gynecol 1999;94:773-7.

4 7.Shabnam MM, Syed S,Rizvi G.Polyhydramnios: risk factors and outcome.Saudi Med J 2008;29:256-260.

48. Phelan JP, Park YW, Ann MO, et al. Polyhydramnios and perinatal outcome. J Perinatal.

1990:10:347-50.

49. Csapo AI, Takeda H, Wood C. Volume e atividade do útero de coelha parturiente. Jornal americano de obstetrícia e ginecologia.1963;15:85[PubMed]

50. Fuchs AR, Periyasamy S, Alexandrova M, Soloff MS. Correlação entre a

concentração de receptores de ocitocina e a capacidade de resposta à ocitocina em ratas grávidas

miométrio: efeitos dos esteróides ovarianos. Endocrinology.1983;113:2 [PubMed]

51. Caspi E, Ronen J, Schreyer P, Goldberg MD. O resultado da gravidez após a terapia com gonadotrofina. Jornal britânico de obstetrícia e ginecologia.1976 ;83:12[PubMed]

52. McCarthy BJ, Sachs BP, Layde PM, Burton A. A epidemiologia da morte neonatal em gémeos. Jornal americano de obstetrícia e ginecologia.1981;141:3[PubMed]

53. Many A, Lazebnic N, Hill LM. A causa subjacente do polihidrâmnio determina a prematuridade. Prenat Diagn 1996;16:55-7.

54. Ott WJ. Reavaliação da relação entre o volume do líquido amniótico e o resultado perinatal. Am J Obstet Gynecol 2005;192:1803.

55. Maymon E, Ghezzi F, Mazor M. Hidrâmnio isolado na gestação a termo e a ocorrência de complicações periparto. European Journal of Obstetrics and Gynecology and Reproductive Biology.1998;77(2):157-161.

56. Smith CV, Plambeck RD, Rayburn WF, et al. Relação entre o polidrâmnio idiopático ligeiro e o resultado perinatal. Obstet Gynecol 1992;79:387-9.

57. Benson CB, Coughlin BF, Doubilet PM. Amniotic fluid volume in large-for-gestational age fetuses of nondiabetic mothers. J Ultrasound Med 1991;10:149-51.

58. Taskin S, Pabuccu E G, Kanmaz A G, Kahraman K, Kurtay G. Resultados perinatais do polihidrâmnio idiopático. Interv Med Appl Sci.2013;5(1):21-25.

59. Everett F, Magann, Dorota A, Monica A. Peripartum outcomes of high-risk pregnancies complicated by oligo- and polyhydramnios: Um estudo longitudinal prospetivo. Journal of obstertrics and gynaecology research.2010;36(2):268-277.

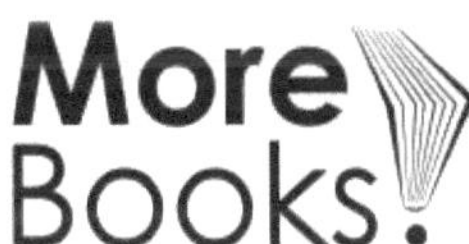

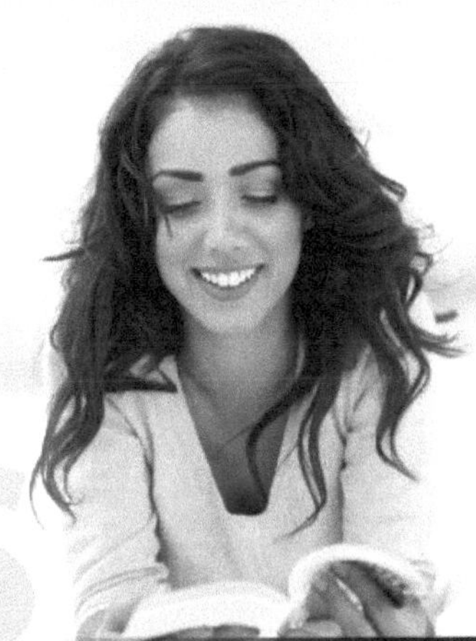

I want morebooks!

Buy your books fast and straightforward online - at one of world's fastest growing online book stores! Environmentally sound due to Print-on-Demand technologies.

Buy your books online at
www.morebooks.shop

Compre os seus livros mais rápido e diretamente na internet, em uma das livrarias on-line com o maior crescimento no mundo! Produção que protege o meio ambiente através das tecnologias de impressão sob demanda.

Compre os seus livros on-line em
www.morebooks.shop

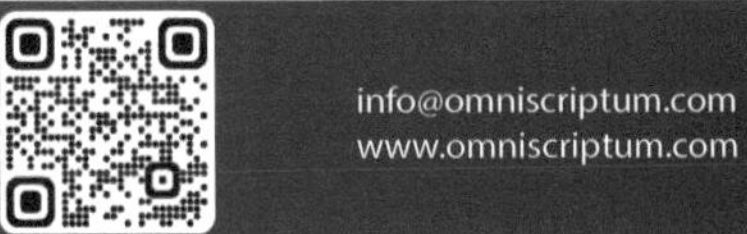

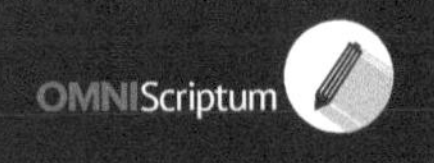

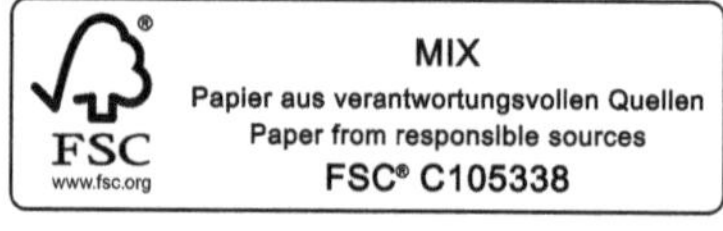

Printed by Books on Demand GmbH, Norderstedt / Germany